BEI GRIN MACHT SICH IHR WISSEN BEZAHLT

- Wir veröffentlichen Ihre Hausarbeit, Bachelor- und Masterarbeit

- Ihr eigenes eBook und Buch - weltweit in allen wichtigen Shops

- Verdienen Sie an jedem Verkauf

Jetzt bei www.GRIN.com hochladen und kostenlos publizieren

Oliver Hasselmann

Psychische Belastungen in der Arbeitswelt. Handlungsbedarf für die Betriebliche Gesundheitsförderung

GRIN Verlag

Bibliografische Information der Deutschen Nationalbibliothek:

Die Deutsche Bibliothek verzeichnet diese Publikation in der Deutschen Nationalbibliografie; detaillierte bibliografische Daten sind im Internet über http://dnb.d-nb.de/ abrufbar.

Dieses Werk sowie alle darin enthaltenen einzelnen Beiträge und Abbildungen sind urheberrechtlich geschützt. Jede Verwertung, die nicht ausdrücklich vom Urheberrechtsschutz zugelassen ist, bedarf der vorherigen Zustimmung des Verlages. Das gilt insbesondere für Vervielfältigungen, Bearbeitungen, Übersetzungen, Mikroverfilmungen, Auswertungen durch Datenbanken und für die Einspeicherung und Verarbeitung in elektronische Systeme. Alle Rechte, auch die des auszugsweisen Nachdrucks, der fotomechanischen Wiedergabe (einschließlich Mikrokopie) sowie der Auswertung durch Datenbanken oder ähnliche Einrichtungen, vorbehalten.

Impressum:

Copyright © 2013 GRIN Verlag GmbH
Druck und Bindung: Books on Demand GmbH, Norderstedt Germany
ISBN: 978-3-656-62235-2

Dieses Buch bei GRIN:

http://www.grin.com/de/e-book/270660/psychische-belastungen-in-der-arbeitswelt-handlungsbedarf-fuer-die-betriebliche

GRIN - Your knowledge has value

Der GRIN Verlag publiziert seit 1998 wissenschaftliche Arbeiten von Studenten, Hochschullehrern und anderen Akademikern als eBook und gedrucktes Buch. Die Verlagswebsite www.grin.com ist die ideale Plattform zur Veröffentlichung von Hausarbeiten, Abschlussarbeiten, wissenschaftlichen Aufsätzen, Dissertationen und Fachbüchern.

Besuchen Sie uns im Internet:

http://www.grin.com/

http://www.facebook.com/grincom

http://www.twitter.com/grin_com

Universität Bielefeld

Fakultät für Gesundheitswissenschaften

Weiterbildender Fernstudiengang
Master of Health Administration

1. studienbegleitende Prüfung

Hausarbeit zum Thema:

Psychische Belastungen in der Arbeitswelt

Handlungsbedarf für die Betriebliche Gesundheitsförderung

Erstellt von: Oliver Hasselmann

Inhalt

1 Einleitung 3
2 Gesundheit – Belastung – Beanspruchung – Erkrankung 4
    2.1 Die Salutogenese 4
    2.2 Psychische Belastung, Beanspruchung, Erkrankung............................ 5
3 Entwicklung, Bedeutung und Folgen der psychischen Erkrankungen 6
    3.1 Psychische und Verhaltensstörungen 7
    3.2 Burnout 9
    3.3 Frühberentungen 10
    3.4 Folgen der Entwicklung 11
4 Die Arbeitswelt als Auslöser 12
    4.1 Der Wandel der Arbeitswelt 12
    4.2 Risikofaktor oder Ressource 13
5 Handlungsmöglichkeiten und Akteure 16
    5.1 Gesetzliche Rahmenbedingungen 16
    5.2 Rahmenbedingungen für die Betriebliche Gesundheitsförderung ... 17
6 Betriebliche Gesundheitsförderung für die psychische Gesundheit 18
    6.1 Architektur einer ganzheitlichen Betrieblichen Gesundheitsförderung 19
    6.2 Hemmnisse der Betrieblichen Gesundheitsförderung 21
7 Fazit und Ausblick.. 22
8 Literaturverzeichnis 24

1 Einleitung

Die psychischen Erkrankungen in Deutschland haben in den letzten Jahrzenten kontinuierlich zugenommen. Im Krankheitsgeschehen rangieren die Psychischen und Verhaltensstörungen seit 2011 an dritter Position unter den Diagnosegruppen (F-Diagnosen, Kapitel V der Klassifikation ICD 10) bei den Mitgliedern der gesetzlichen Krankenversicherungen[1] in Deutschland. Die dramatische Entwicklung sorgt für eine neue mediale und politische Wahrnehmung der Thematik, denn insbesondere in Kombination mit den Effekten des demografischen Wandels sind die Folgen der Entwicklung für Gesellschaft, Wirtschaft und Arbeitswelt gravierend.

Für die Krankenkassen sind die psychischen Erkrankungen auf Grund ihrer Dauer mit vielen Krankengeldfällen verbunden. Damit rücken Möglichkeiten der Prävention psychischer Erkrankung und die Förderung psychischer Gesundheit ins zentrale Blickfeld der Krankenkassen und der Sozialsysteme. Ein Rückgang oder zumindest keine weitere Zunahme der psychischen Erkrankungen, liegen im Interesse aller Beteiligten. Gelänge dies, könnte man ohne Übertreibung von einer Win-Win-Win-Situation sprechen. D. h., mehr Wohlbefinden und Gesundheit für Beschäftigte, weniger Arbeitsausfälle und Kosten sowie mehr Produktivität für Betriebe und weniger Ausgaben und Belastungen für die Sozialsysteme.

Ziel der Arbeit ist es, die instrumentellen und methodischen Möglichkeiten der Betrieblichen Gesundheitsförderung den psychischen Erkrankungen präventiv zu begegnen und die psychische Gesundheit zu fördern, darzustellen, und die Faktoren für eine erfolgreiche Umsetzung betrieblicher Gesundheitsförderung in der Praxis zu identifizieren. In Kombination mit den gesetzlichen Rahmenbedingungen und den politischen Trends in Deutschland, werden abschließend Handlungsansätze für eine breitere betriebliche Akzeptanz der Gesundheitsförderung diskutiert.

Hierzu ist es zunächst notwendig, ein einheitliches Verständnis der Fachbegriffe herzustellen, die Entwicklung der psychischen Erkrankungen zu skizzieren und die damit verbundenen Folgen mit dem Fokus auf den finanziellen Auswirkungen zu erörtern. Es wird gezeigt, in welchem politischen und gesetzlichen Rahmen sich die Betriebliche Gesundheitsförderung bewegt, welche Ansätze sie zur Förderung der psychischen Gesundheit verfolgt und welche Faktoren ein Hindernis für die Umsetzung in der Praxis bedeuten.

---

[1] Pflicht- und freiwillige Mitglieder der Gesetzlichen Krankenversicherung mit Krankengeldanspruch, ohne Rentner und mitversicherte Familienangehörige{Deutschland 2012 #4D: 56}

2 Gesundheit – Belastung – Beanspruchung – Erkrankung

Die Betrachtungen der psychischen Belastungen in der Arbeitswelt verfolgen je nach Disziplin und Zielsetzung differenzierte Perspektiven und Ansätze. Zusätzlich gibt es zahlreiche Fachbegriffe, die unterschiedlich verstanden werden. Insbesondere bestehen Verständnisdifferenzen zwischen den wissenschaftlichen Experten und den im Alltag betroffenen Menschen. Einführend wird das Verständnis von Gesundheit, psychischer Belastung, Beanspruchung, Fehlbelastung und Erkrankung im Rahmen der vorliegenden Arbeit erläutert.

2.1 Die Salutogenese

Die Grundlage für die Betrachtungen der psychischen Belastungen in der Arbeitswelt und Maßnahmen der Betrieblichen Gesundheitsförderung in der vorliegenden Arbeit bildet das salutogenetische Modell nach Antonovsky. Krankheit und Gesundheit werden nicht als zwei Gegensätze begriffen sondern sind die Pole in einem Gesundheits-Krankheits-Kontinuum. Das Zusammenwirken von Risiken und negativen Stressoren auf der Krankheits-Seite und Ressourcen sowie dem individuellen Kohärenzgefühl auf der Gesundheits-Seite bestimmen den Standort auf der Skala des Kontinuums. Im Rahmen des Modells hat Antonovsky den Kohärenzsinn geprägt. Demnach wird der Gesundheits- bzw. Krankheitszustand eines Menschen wesentlich durch individuelle, psychologische Einflussgrößen bestimmt – die Grundhaltung eines Individuums gegenüber der Welt. Kohärenz wird dabei als Stimmigkeit und Zusammenhang verstanden, die aus drei Aspekten gespeist werden. Das Gefühl von **Verstehbarkeit**, d.h. Informationen und Situationen einordnen und strukturieren zu können. Das Gefühl von **Handhabbarkeit**, d. h., das Vertrauen eines Menschen in seine Fähigkeiten, schwierige Situationen und Probleme bewältigen und lösen zu können. Das Gefühl von Sinnhaftigkeit, d. h., einen Sinn und eine Bedeutung in Aufgaben zu sehen, die es daher Wert sind, angegangen zu werden (Antonovsky, S. 34, f.; Bengel, Strittmeier, Wittmann, S. 18, ff.).

Für Interventionen der Betrieblichen Gesundheitsförderung bedeutet dies, Risiken, Belastungen und Stressoren in der Arbeitswelt zu reduzieren und gleichzeitig Ressourcen auf betrieblicher und individueller Ebene zu stärken und aufzubauen. Dabei ist sowohl ein verhältnis-, als auch ein verhaltensorientiertes Vorgehen wichtig.

2.2 Psychische Belastung, Beanspruchung, Erkrankung

Die Betrachtung der psychischen Belastungen im Arbeitsalltag und deren Formen und Auswirkungen bedarf zunächst einer Einordnung der damit zusammenhängenden Begriffe im gesundheits- und arbeitswissenschaftlichen Verständnis. In der Psychologie und der Stressforschung wird das transaktionale Stressmodell von Lazarus für die Erklärung der Entstehung von Stress[2] herangezogen. Hierbei spielen die psychischen Bewertungs- und Bewältigungsprozesse die entscheidende Rolle und erklären, warum sich psychische Belastungen individuell unterschiedlich auswirken. Das Verhältnis von Belastungen und Beanspruchung wird in der deutschsprachigen Arbeitswissenschaft mit dem Belastungs-Beanspruchungskonzept nach Rohmer & Rutenfranz aus dem Jahr 1975 erklärt. Standen zunächst die Umgebungsbelastungen im Mittelpunkt der Betrachtungen, wurde das Konzept seit den 1980er Jahren zunehmend bezüglich psychischer Belastungen und Beanspruchungen eingesetzt (Bamberger, S. 8, ff.). In der DIN ISO 10075-1 werden **Psychische Belastungen** als „die Gesamtheit aller erfassbaren Einflüsse, die von außen auf den Menschen zukommen und psychisch auf ihn einwirken" bezeichnet. Damit sind sowohl kognitive Vorgänge wie Denken, Lernen und Gedächtnisfähigkeiten, als auch informative und emotionale Vorgänge gemeint. Hierzu gehören Sinneseindrücke und Wahrnehmung, Empfindungen, Gefühle und Motivation des Menschen (DIN ISO 10075-1,2000).

Psychische Belastung ist demnach neutral. Eine Aufgabe kann für die eine Person aktivierend und anregend sein, während eine andere Person darunter leidet und Stress empfindet. Psychische Belastung kann positive oder negative Effekte auf den Menschen haben. Beispielsweise, ist eine Person von einem bevorstehenden Auftritt vor vielen Leuten geplagt und kann bereits Nächte vorher nicht schlafen, während eine andere Person dieselbe Situation als anregend empfindet und Erfolg verspürt. Dabei können kurzfristige Stresssituationen, aktivierend und motivierend wirken, während sich dauerhafte Stresszustände negative Effekt für die Gesundheit haben (Breucker, S. 5 ff.). Besteht ein Gleichgewicht zwischen den Anforderungen von außen und den individuellen Ressourcen und Leistungsvoraussetzungen des Individuums, wirkt die Belastung positiv. Die persönlichen Leistungsvoraussetzungen werden individuell durch Merkmale, Eigenschaften und Verhaltensweisen des Menschen bestimmt. Hierzu zählen Fähigkeiten, Erfahrungen und Kenntnisse des Einzel-

---

[2] „Als unangenehm empfundener Zustand, der von der Person als bedrohlich, kritisch, wichtig und unausweichlich erlebt wird. Er entsteht besonders dann, wenn die Persona einschätzt, dass sie ihre Aufgaben nicht bewältigen kann" (Joiko, 2010).

nen, aber auch das Vertrauen in die eigenen Fähigkeiten sowie Motivation, Einstellungen, Bewältigungsstrategien und Resilienz. Grundsätzliche Voraussetzungen, wie der Gesundheitszustand eines Menschen, das Alter, das Geschlecht, soziale Stellung oder die aktuelle Verfassung, spielen ebenfalls eine Rolle für den Umgang mit psychischen Beanspruchungen (Joiko, S 9 ff.).

Ist das Gleichgewicht nicht gegeben, kommt es zu einer negativen Ausprägung der psychischen Belastung bzw. zu Über- oder Unterforderung. Diese Auswirkungen, ob positiv oder negativ werden als **Psychische Beanspruchung** bezeichnet. Die DIN ISO 10075, definiert Psychische Beanspruchung als die „individuelle, zeitlich unmittelbare und nicht langfristige Auswirkung der psychischen Belastungen im Menschen, in Abhängigkeit von seinen individuellen Voraussetzungen und seinem Zustand." D. h., Psychische Belastungen beschreiben die objektiv auf jeden Menschen gleichermaßen einwirkenden Faktoren des Arbeitssystems, während die psychische Beanspruchung die subjektiv individuell unterschiedliche Verarbeitung und Bewältigung der Effekte meint (Oppolzer, S. 14).

Befindet sich das Verhältnis von psychischer Belastung und Beanspruchung in einem negativen Verhältnis, können die Belastungen durch die Ressourcen nicht mehr kompensiert werden. Ob in der Folge eine psychische **Fehlbeanspruchung** entsteht, ist von der Dauer und der Intensität der psychischen Beanspruchung abhängig. Oppolzer unterscheidet drei Arten von psychischen Fehlbeanspruchungen. Die wichtigste Form stellen **Stresszustände** dar. Werden sie subjektiv als anhaltend dauerhaft empfunden, führen sie zu Angst, Unruhe, Nervosität, Gereiztheit sowie Schlaf- und Essstörungen bei den betroffenen Personen. Eine weitere Form der psychischen Fehlbeanspruchung benennt Oppolzer mit der **psychischen Ermüdung**. Es kommt zu einer vorübergehenden Beeinträchtigung der psychischen und physischen Leistungsfähigkeit. Die Intensität ist abhängig von der zuvor empfundenen Fehlbeanspruchung. Monotone, sich immer wiederholende Tätigkeiten, wie beispielsweise an zahlreichen industriellen Arbeitsplätzen, können zur **psychischen Sättigung** führen. Betroffene leiden unter Müdigkeit, Schläfrigkeit und Leistungsabnahme.

Alle anhaltenden psychischen Fehlbeanspruchungen erhöhen mittel- bis langfristig das Risiko an schwerwiegenden Leiden zu erkranken.

3 Entwicklung, Bedeutung und Folgen der psychischen Erkrankungen

Die psychischen Erkrankungen werden in der Öffentlichkeit zunehmend wahrgenommen und erhalten von Politik, Medien und Wissenschaft größere Aufmerksamkeit als noch vor einigen Jahren. Hintergrund ist der besorgniserregende Anstieg der psychischen Erkrankungen, die eine immer bedeutendere Rolle im Krankheitsgeschehen spielen. Daten des Bundes-Gesundheitssurveys 1998/1999 zeigen laut Weber, dass 41 % aller Deutschen mindestens einmal in ihrem Leben an einer psychischen Gesundheitsstörung erkranken, jeder dritte Deutsche lässt sich professionell behandeln (Weber, S. 21). Fest machen lässt sich das an den Zahlen der Gesundheitsberichterstattung des Bundes, den Arbeitsunfähigkeitsdaten der Krankenkassen und den Daten zur Frühverrentungen der Deutschen Rentenversicherung aufgrund psychischer Erkrankungen. Weitere Indikatoren wie die Inanspruchnahme von Medikamenten, psychotherapeutischen Therapien oder Klinikaufenthalten bleiben in dieser Arbeit unberücksichtigt.

3.1 Psychische und Verhaltensstörungen

Im Wesentlichen bestimmen sechs große Diagnosegruppen das Krankheitsgeschehen. Dies sind die Muskel- und Skeletterkrankungen, die Atemwegserkrankungen, Verletzungen, Herz- und Kreislauferkrankungen, die Verdauungserkrankungen sowie die Psychischen und Verhaltensstörungen. In der ICD-10-Klassifikation gehören die Psychischen und Verhaltensstörungen zu den F-Diagnosen.

Seit Ende der 1990er Jahre verzeichnen die Gesundheitsberichterstattung des Bundes und die Arbeitsunfähigkeitsdaten der Krankenkassen eine dauerhafte Zunahme der Psychischen und Verhaltensstörungen. Die Arbeitsunfähigkeitstage aufgrund psychischer Erkrankungen stieg bundesweit von 41 Millionen in 2008 auf 59,2 Millionen im Jahr 2011 (BAuA, 2012, S. 56). Die Darstellung der Entwicklung bezieht sich beispielhaft für die Arbeitsunfähigkeitsdaten der Krankenkassen auf die Datenanalysen aus dem Fehlzeiten-Report des Wissenschaftlichen Instituts der AOK (WIdO) für das Jahr 2012 (Badura, 2013).

Gegenüber dem Referenzjahr 2000 sind die Arbeitsunfähigkeitsfälle unter den bundesweit AOK-Versicherten bis zum Jahr 2012 um fast 140 % gestiegen. Sie erreichten einen Anteil aller Erkrankungsfälle von 5 % in 2012. Die durchschnittliche Dauer der Psychischen und Verhaltensstörungen ist mit 24,9 Fehltagen deutlich länger als in den übrigen relevanten Diagnosegruppen[3]. Damit haben die Psychischen und Verhaltensstörungen trotz der relativ geringen Fallzahl große Wirkung auf die Arbeitsunfähigkeitstage und den Krankenstand. Die Betroffenen zählen besonders häufig zu den Langzeiterkrankten, die nach der

---

[3] durchschnittliche Fehltage: Herz- und Kreislauferkrankungen 17,1, Verletzungen 15,9, Muskel- und Skeletterkrankungen 15,4 Tage, Atemwegserkrankungen 6,4 Tage, Verdauungssystem 6,3 Tage (Badura, 2012).

sechswöchigen Entgeltfortzahlung vom Arbeitgeber, Krankengeld über die Krankenkasse beziehen. Dies ist nicht nur für die Betriebe und die Betroffenen eine besondere Belastung, sondern auch für die Krankenkassen. Unter diesem Gesichtspunkt erhält die Prävention der Psychischen und Verhaltensstörungen eine besondere Bedeutung. Mit einem Anteil von 10,1 % aller krankheitsbedingten Ausfalltage notierten die Psychischen und Verhaltensstörungen in 2012 an vierter Position der Diagnosegruppen. Ein Anstieg von 166,6 % gegenüber 2000. Seit 2006 ist ein starker jährlicher Anstieg zu beobachten, der 2012 einen beeindruckenden Höchststand erreicht (Badura, 2013, S. 291). Parallel dazu stieg auch der Gesamtkrankenstand nach dem Tiefststand von 4,2 % auf 4,9% im Jahr 2012. Da alle anderen Diagnosegruppen konstant blieben bzw. abgenommen haben, sind Psychischen und Verhaltensstörungen für den Anstieg verantwortlich. Andere Krankenkassen weisen ähnliche oder noch deutlichere Zahlen aus. Unter den BKK-Versicherten verursachten die Psychischen und Verhaltensstörungen 13,2% aller Arbeitsunfähigkeitstage und erreichten in 2011, hinter den Muskel-Skeletterkrankungen und den Atemwegserkrankungen erstmalig Rang drei der Diagnosegruppen (Wilhelmi, 2012, S. 467). Besorgniserregend ist dabei, dass keine Trendwende in Sicht ist und die Verbreitung weiter zunehmen wird. Laut Weber gehen Schätzungen davon aus, dass die Psychischen Erkrankungen bis zum Jahr 2020 den zweiten Rang unter den Diagnosegruppen eingenommen haben werden.

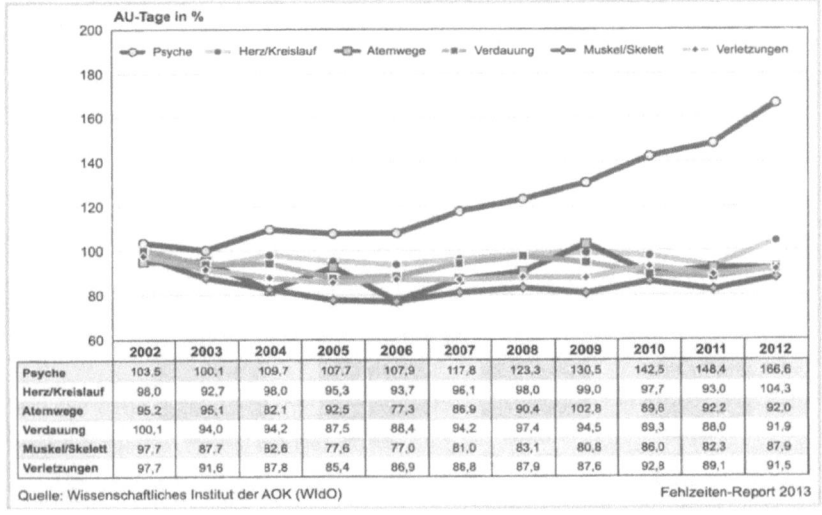

Abbildung 1: Arbeitsunfähigkeitstage der AOK Mitglieder nach Krankheitsarten, 2001-2012, Indexdarstellung (2000=100%), Badura, 2013, S. 291.

Ein differenzierter Blick auf das Krankheitsgeschehen zeigt die besonderen Eigenheiten der Psychischen und Verhaltensstörungen. *Frauen sind wesentlich häufiger von Psychischen und Verhaltensstörungen betroffen als Männer.* Mit 12,7% aller Fehltage aufgrund Psychischer und Verhaltensstörungen haben nur die Muskel- und Skeletterkrankungen (21,3 %) und die Atemwegserkrankungen (13,3 %) in 2011 mehr Ausfalltage bei den Frauen verursacht. Unter den Männern rangieren die Psychischen und Verhaltensstörungen an fünfter Position und waren für 7,0% der Fehltage verantwortlich (Badura 2012, S. 316-317). Frauen sind häufiger von somatoformen und affektiven Störungen betroffen. Alleine 30% aller aufgetreten Arbeitsunfähigkeitstage bei den Frauen entfielen 2008 auf die Depressive Episode, weitere 16,5% auf Anpassungsstörungen. Bei den Männern sind diese beiden Unterdiagnosen ebenfalls führend, jedoch leiden sie deutlich häufiger an Suchterkrankungen durch Alkohol und Tabak als die Frauen (K. Heyde, K. Macco, S. 37-40).

Ein weiteres Charakteristikum der Psychischen und Verhaltensstörungen sind die unterschiedlichen Werte in den Branchen. Während der Dienstleistungsbereich, inklusive der Pflege und Sozialarbeit sowie das Versicherungsgewerbe jeweils mehr als 13 Arbeitsunfähigkeitsfälle je 100 AOK-Versicherter aufweisen, sind es im Baugewerbe 6,6 Fällen (Badura, 2012, S. 330). Auch hier zeigen sich je nach Aufgabe, Tätigkeit und Beruf deutliche Unterschiede in der Häufigkeit von Psychischen und Verhaltensstörungen. Eine Rolle spielt auch die Geschlechtsverteilung in den Branchen.

3.2 Burnout

Eine weitere Diagnose, die bei Betrachtung der Entwicklung der Psychischen Erkrankungen eine Rolle spielt ist das Burnout. Es wird als Zustand physischer und psychischer Erschöpfung verstanden und geht laut Definition von Maslach und Shirom aus dem Jahr 1983 mit drei wesentlichen Elementen einher: die emotionale Erschöpfung, die Depersonalisation und die verminderte Leistungszufriedenheit (Weber, S. 75). Burnout ist nicht den F-Diagnosen der ICD-10-Klassifikation zugeordnet, sondern hat die Codierung Z73 und gehört zu der Kategorie „Probleme mit Bezug auf Schwierigkeiten bei der Lebensbewältigung". Burnout kann daher von den Ärzten lediglich als Zweitdiagnose und Zusatzinformation diagnostiziert werden. Erkrankungen aufgrund von Burnout finden sich somit nicht in den Werten der Psychischen und Verhaltensstörungen wieder, sondern werden gesondert betrachtet.

Auch die Arbeitsunfähigkeiten aufgrund von Burnout sind in der vergangenen Dekade deutlich angestiegen. Im Jahr 2004 wurden 0,8 Arbeitsunfähigkeitstage je 100 AOK-Mitglieder verursacht, 2011 waren 9,4, eine Zunahme um das Elffache. Dabei zeigen sich auch hier starke geschlechtsspezifische Unterschiede. Während Burnout bei den Frauen 13,3 Arbeitsunfähigkeitstage je 100 AOK-Mitglieder verursachte, waren es bei den Männern 6,5 Ausfalltage (Badura, 2012, S. 337-339).

3.3 Frühberentungen

Die Daten der Deutschen Rentenversicherung zeigen ebenfalls einen deutlichen Anstieg der Frühberentungen[4] aufgrund psychischer Erkrankungen (Abbildung 2: Anteil der Diagnosegruppen an den Frühberentungen, BAuA, 2012, S. 58Abbildung 2). Auch hier ist im Zeitraum zwischen 2000 und 2011 eine deutliche Zunahme zu verzeichnen, während die anderen Diagnosegruppen rückläufig waren. Im Jahr 2000 wurden 24,2 % aller Frühberentungen von Psychischen und Verhaltensstörungen verursacht, 2011 waren es 41,4 %. Dies entspricht einer Steigerung der Fallzahlen von über 40 %. Zwar ist das Zugangsalter bei Frauen gegenüber 2008 um 0,3 Jahre auf 48,6 Jahre in 2011 und bei den Männern um 0,6 Jahre auf 48,1 Jahre gestiegen, jedoch treten die Frühberentungsfälle gegenüber anderen Diagnosegruppen deutlich früher ein. Frühberentungen infolge von Muskel- Skeletterkrankungen treten durchschnittlich mit 53,3 Jahren bei den Frauen und 54,6 Jahren bei den Männern auf. Diese Entwicklung hat enorme Auswirkungen auf die Sozialsysteme. Insbesondere durch die Belastung des Rentensystems (BAuA, S. 56, ff.).

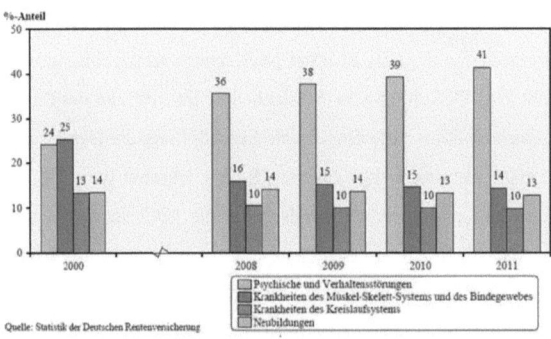

Abbildung 2: Anteil der Diagnosegruppen an den Frühberentungen, BAuA, 2012, S. 58

---

[4] „Frühberentung bzw. Rente wegen verminderter Erwerbsfähigkeit bezeichnet den vorzeitigen Eintritt in den Ruhestand, zumeist auf Grund einer chronischen Erkrankung, die zu einer Minderung der Erwerbsfähigkeit, d. h. der Einschränkung oder des Verlustes der Fähigkeit, den eigenen Lebensunterhalt durch Erwerbstätigkeit zu verdienen, geführt hat" (BAuA, 2012, S. 58).

Trotz der medialen und öffentlichen Aufmerksamkeit ist die Stigmatisierung der psychischen Erkrankungen aber keineswegs aufgehoben, sondern viele Menschen reagieren immer noch mit Angst und Zurückweisung. Viele Betroffene befürchten Nachteile bezüglich Arbeit und Karriere. In der Folge geht laut DAK-Gesundheitsreport 2013, jeder dritte Berufstätige mit psychischen Leiden zur Arbeit. Somit ist das tatsächliche Ausmaß psychischer Erkrankungen aufgrund der Präsentismuserscheinungen weit über den Zahlen der Arbeitsunfähigkeitsdaten anzusetzen ist (Kordt, 2013).

Insgesamt zeigen die Entwicklungen, dass die Psychischen Erkrankungen überdurchschnittlich lange dauern, sich in vielfältigen Symptomen äußern und eine eindeutige Diagnostik oftmals schwer ist, da ihre Ursachen multikausal und multifaktoriell sind. Die psychischen Erkrankungen entwickeln sich somit zu einer neuen Volkskrankheit, die den Stellenwert der „klassischen" chronischen Erkrankungen erreicht.

3.4 Folgen der Entwicklung

Die Zunahme der psychischen Erkrankungen hat gravierende Folgen für die Betroffenen und ihre Angehörigen, für Betriebe und die Wirtschaft, sowie für die Gesellschaft und die Sozialsysteme.

Für Betroffene sind Psychische Erkrankungen häufig mit extremen Einbußen der Lebensqualität verbunden, die auch die Angehörigen schwer belasten. Ein zusätzliches Problem ist die Dauer der Erkrankungen. Diese ziehen nicht nur die Betroffenen, sondern auch die Arbeitgeber in Mitleidenschaft. Neben den langwierigen Fehlzeiten und den finanziellen Folgen, folgt häufig ein schwieriger betrieblicher Eingliederungsprozess (BEM), der sensibel angegangen werden. Für Kollegen und Führungskräfte ist der Umgang mit Betroffenen vielfach von großen Unsicherheiten begleitet, da ihnen Erfahrungen und Kenntnisse über die Erkrankungen fehlen und keine klaren Symptome wie bei klassischen Erkrankungen auszumachen sind.

Für das Gesundheitssystem stiegen laut Berechnungen der Bundesanstalt für Arbeitsschutz und Arbeitssicherheit (BAuA) alleine die Produktionsausfallkosten zwischen 2008 und 2011 von knapp vier Mrd. € auf fast sechs Mrd. €. Hinzu kommt der Verlust an Bruttowertschöpfung auf Grund psychischer Erkrankungen. 2008 wurde er mit rund 7 Mrd. € beziffert, 2011 waren es bereits 10 Mrd. € (BAuA 2012, S. 60). Die Effekte des Präsentismus sind hierbei noch nicht einkalkuliert. In 2006 verursachten die psychischen Erkrankungen 11,6 % aller Krankheitskosten im AOK-System, nur die Herz- und Kreislauferkrankungen und die Verdauungserkrankungen lagen darüber (Böhm, S. 52).

Antworten auf die Frage, welche Ursachen für die Zunahme der psychischen Erkrankungen verantwortlich sind, spielen eine entscheidende Rolle, wirksame Wege und Methoden zu finden und zu initiieren, den psychischen Erkrankungen bereits präventiv zu begegnen. Hierzu ist es unabdingbar, die gruppenspezifischen Eigenheiten zu berücksichtigen und zielgruppenorientiert vorzugehen (K. Heyde, K. Macco, S. 39).

4 Die Arbeitswelt als Auslöser

Die Ursachen für psychische Erkrankungen sind ebenso Vielfältig, wie die Erscheinungsformen. Eine evidente Isolierung einzelner Faktoren ist aufgrund der Vielschichtigkeit und der Multikausalität nicht möglich (Weber, S. 27 ff.). Jedoch gilt es als wissenschaftlich gesichert, dass ein Zusammenhang zwischen arbeitsbezogenen psychischen Belastungen und der Zunahme der Arbeitsunfähigkeitstage und Frühberentungen wegen Psychischer und Verhaltensstörungen besteht (Lohmann-Haislah, S.12). Aus Perspektive der Betrieblichen Gesundheitsförderung stehen der Wandel der Arbeitswelt und die damit einhergehenden Belastungen im Zentrum der Betrachtungen.

4.1 Der Wandel der Arbeitswelt

Prinzipiell bedeutet Arbeit nicht nur Belastung, Fehlbeanspruchung und Erkrankung. Arbeit ist grundsätzlich positiv und psychisch anregend, denn das Wohlbefinden von Personen, die von Arbeitslosigkeit betroffen sind, ist durchschnittlich weniger ausgeprägt, als von Beschäftigten. Arbeit gibt Bestätigung, man erfährt Wertschätzung und sie erfüllt das Kohärenzgefühl, wenn sie menschen- und mitarbeiterorientiert gestaltet ist (Lohmann-Haislah).

In der Realität entsprechen die Arbeitsverhältnisse oftmals nicht diesen Anforderungen, sondern sind im Zuge der Globalisierung von wachsendem Wettbewerbs- und Konkurrenzdruck geprägt. Neue Informationstechnologien und Tertiärisierung sind weitere Trends, die mit einer Zunahme von geistigen Aktivitäten und höheren kognitiven und emotionalen Anforderungen einhergehen. In der Folge steigen die Anforderungen an Flexibilität, Mobilität und Leistung. Es kommt zu einer Beschleunigung von Produktions-, Dienstleistungs- und Kommunikationsprozessen, steigender Komplexität der Aufgaben und zunehmenden Lernprozessen. Überlange und wechselnde Arbeitszeiten, Arbeitsverdichtung, ständige Erreichbarkeit und Entgrenzung, Multitasking, neue und zusätzliche Aufgaben sind nur einige Beispiele, der sich daraus ergebenden Belastungen. Parallel verlieren Sicherheits- und Beständigkeitsfaktoren des Arbeitslebens an Gewicht. Viele Beschäftigte spüren Arbeitsplatzunsicherheit, Hire and Fire-Mentalitäten sind unter Arbeitgebern verbreitet, Restrukturierungen gehören zum Tagesgeschäft, befristete Arbeitsverträge und Abbau des Kündigungsschutzes führen zu Solidaritätsverlust, Präsentismus und Erholungsunfähigkeit sind die Folge. Mit diesen Verhältnissen steigen die psychosozialen Herausforderungen für die Bewältigungsfähigkeit des Individuums (Lohmann-Haislah, S. 12; Weber; Schneider, S. 36).

4.2 Risikofaktor oder Ressource

Psychische Belastungen sind "Risikofaktoren" psychischer Fehlbeanspruchungen, die im Sinne einer "Gefährdung" potenziell zu Beeinträchtigungen des Wohlbefindens oder zu Schädigungen der Gesundheit führen können, ohne eine bestimmte Eintrittswahrscheinlichkeit zu prognostizieren, zu verstehen (Oppolzer, S. 14-15). Sie wirken von Außen auf das Individuum bzw. die Beschäftigten ein. Im betrieblichen Setting sind die Arbeitsbedingungen die Einflussfaktoren, die Belastungen mit sich bringen können. Sie lassen sich nach den folgenden Bereichen systematisieren (Joiko, S. 9):

- **Arbeitsaufgabe** (z. B.: Wie ist Art und Umfang der Tätigkeit? Verantwortung, Anspruch, Monotonie)
- **Arbeitsmittel** (z. B.: ist die Technische Ausstattung gesundheitsförderlich gestaltet oder sind sie nicht optimal? Werkzeuge und Maschinen, Mensch-Maschine-Schnittstelle, Informationen über die Bedienung, Ausstattung des Arbeitsplatzes selbst)
- **Arbeitsumgebung** (physikalisch-chemisch-biologische Arbeitsumgebung; z. B.: Beleuchtung, Schall, Klima, Farbe, Raumluft, Schadstoffe)
- **Soziale Arbeitsumgebung** (z. B.: Betriebsklima, Führungsverhalten, kollegiales Miteinander)
- **Arbeitsorganisation** (z. B.: Arbeitszeitgestaltung, Pausenregelungen, Urlaubsregelungen, Arbeitsabläufe

Ob die Belastungen aufgrund der Arbeitsbedingungen zu Fehlbeanspruchungen und Erkrankungen führen, ist in großem Maße von der Gestaltung der Arbeitsbedingungen abhängig. Hierzu zählt nicht nur eine gesundheitsförderliche Ausstattung der Arbeitsplätze, eine gute Arbeitszeitorganisation im Sinne der Work-Life-Balance oder die mitarbeitergerechte Gestaltung der Arbeitsinhalte. Eine besondere Aufgabe bei der Gestaltung guter Arbeitsbedingungen haben die Führungskräfte. Sie sind verantwortlich für den Umgangston, das Betriebsklima und die Unternehmenskultur. Werte wie Fairness, Gerechtigkeit, Transparenz, Vertrauen, Respekt, Anerkennung und Wertschätzung fördern die psychische Gesundheit der Beschäftigten. Zusätzlich befinden sie sich in einer „Sandwichposition", in der es ihre Aufgabe ist, den Anforderungen der Unternehmensleitung gerecht zu werden und gleichzeitig, den Bedürfnissen der Mitarbeiter nachzukommen. Die Doppelbelastung macht viele Führungskräfte anfällig für psychische Fehlbeanspruchungen und Erkrankungen.

Der zweite entscheidende Faktor für die Bewältigung der Belastungen ist die individuellen psychischen Voraussetzungen und Fähigkeiten und Ressourcen der Beschäftigten. Trotz der individuellen Unterschiede bezüglich der Bewältigungsfähigkeit psychischer Beanspruchungen konnten psychosoziale Arbeitsstressoren identifiziert werden, die zu mentalen und emotionalen Gefährdungen führen:

- hoher Leistungsdruck in Kombination mit fehlendem Entscheidungsspielraum
- fortgesetzte Verausgabung ohne angemessene Belohnung und Anerkennung
- ungerechte Behandlung durch Vorgesetzte und Mitarbeiter
- hohe Arbeitsplatzunsicherheit

In der Wissenschaft werden diese Zusammenhänge mittels verschiedener Modelle betrachtet. International hat sich das Anforderungs-Kontroll-Modell von Karasek und Theorell aus dem Jahr 1990 (Abbildung 3) etabliert. Es verknüpft berufliche Tätigkeitsprofile mit der Ausprägung von Autonomie und Selbstwirksamkeit der Beschäftigten und identifiziert so gesundheitliche Gefährdungen. Tätigkeiten mit hohen quantitativen Anforderungen ohne ausreichende Kontrolle und Entscheidungsmöglichkeiten haben ein großes Risikopotential für die Beschäftigten, durch Arbeitsstress gesundheitlich zu erkranken (Siegrist, 2013, S. 146). Zusätzlich zeigen ergänzende Modelle weitere Gefährdungsfaktoren. Das Modell beruflicher Gratifikation von Siegrist aus dem Jahr 1996 befasst sich mit der Entlohnung der Arbeit und definiert „gratifikationskritische" Stressreaktionen. Dies beinhaltet nicht nur das Gehalt sondern integriert ebenso Faktoren wie Aufstiegschancen, Arbeitsplatzsicherheit, Anerkennung und Wertschätzung. Stressoren einer unfairen Verteilung von Gütern und Ressourcen können mit dem Modell der Organisationsgerechtigkeit von J. Greenberg

1990, identifiziert und eingeordnet werden (Siegerist, 2013, S. 147). Keines der Modelle kann einzeln alle Effekte und Zusammenhänge darstellen, jedoch ergänzen sie sich um die entsprechenden Aspekte.

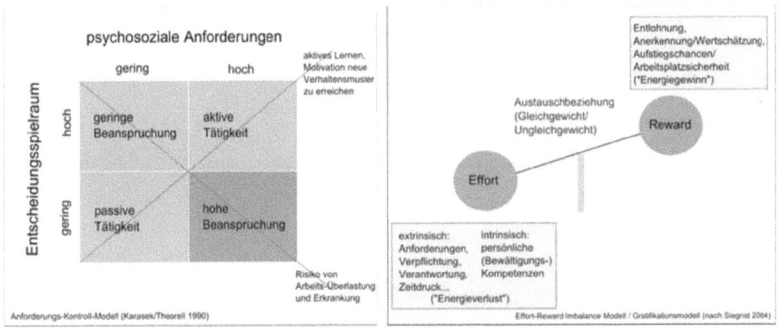

Abbildung 3: Anforderungs-Kontroll-Modell nach Karasek/Theorell, 1990 und Gratifikationsmodell nach Siegerist

Weitere Aufschlüsse über Belastungen und Beanspruchungen in der Arbeitswelt liefern Befragungen von Beschäftigten. Der Stressreport 2012 der BAuA wertet die Ergebnisse der Bibb/BAuA-Erwerbstätigenbefragung 2011/2012 bezüglich der arbeitsbedingten Belastungen und Ressourcen aus. Die Antworten der 20.000 Befragten geben Aufschluss über Belastungen der Arbeitsorganisation, der Arbeitsinhalte und der Beschäftigungssituation. Als Indikatoren für Ressourcenförderung werden der Handlungsspielraum und die soziale Unterstützung untersucht. Bezüglich der Arbeitsinhalte und der Organisation fühlen sich 58 % aller Befragten durch verschiedenartige, gleichzeitig zu betreuende Aufgaben belastet bzw. häufig belastet. Starker Termin- und Leistungsdruck belastet 52 %, ständig wiederkehrende Arbeiten 50 % der Beschäftigten. Weitere Faktoren sind häufige Arbeitsunterbrechungen, sehr schnell arbeiten zu müssen oder die Konfrontation mit neuen Aufgaben.

Ob eine Belastung zu einer Fehlbeanspruchung und einer Erkrankung führt, oder ob sie als Ressource genutzt wird, hängt entscheidend von der Gestaltung der Arbeitsbedingungen ab. Andererseits nehmen individuelle Fähigkeiten und Copingstrategien jedes Einzelnen Einfluss auf die Ausprägung der Belastungen. D. h., Arbeit muss nicht krank machen. Gute Arbeit fördert Ressourcen, das Wohlbefinden und kann gesundheitsförderlich wirken. Hierzu muss sie so gestaltet sein, dass sie die subjektiven Motivationskomplexe der Beschäftigten erfüllen kann. Dies sind das Streben nach Sicherheit und sozialer Zugehörigkeit, das Streben nach erfolgreichem, selbstständigem Handeln, das Streben nach angemessener Anerkennung und das Streben nach fairer Behandlung (Siegrist, 2013, S146). Einen wichtigen Beitrag hierzu, kann die Betriebliche Gesundheitsförderung leisten.

5 Handlungsmöglichkeiten und Akteure

Die Politik, die Akteure des Arbeits- und Gesundheitsschutzes und die Krankenkassen sind sich des Handlungsbedarfs bewusst und sehen im Setting „Betrieb" großes Potential, arbeitsassoziierte psychische Probleme präventiv sowie die individuelle psychische Gesundheit zu fördern. Um diese effektiv nutzen und umsetzen zu können, bedarf es pass- und zielgenauer gesetzlicher und politischer Rahmenbedingungen.

5.1 Gesetzliche Rahmenbedingungen

Politik und Gesetzgebung haben bereits Ende der 1980er Jahre die Bedeutung der psychischen Belastungen in der Arbeitswelt erkannt. Sie wurden 1989 in die europäische Arbeitsschutzrahmenrichtlinie, 1996 im deutschen Arbeitsschutzgesetz und 1997 im Sozialgesetzbuch VII verankert (Oppolzer, S. 13). Grundlage für die Förderung der psychischen Gesundheit in der Arbeitswelt ist das Arbeitsschutzgesetz (ArbSchG), welches in § 2 Maßnahmen der menschengerechten Gestaltung der Arbeit verlangt. § 5 schreibt die Durchführung einer Gefährdungsbeurteilung zum Erkennen und Verringern von physischen und psychischen Belastungen am Arbeitsplatz vor. Auch das Arbeitssicherheitsgesetzt (ASiG) beinhaltet einen Passus, nach dem Betriebsärzte Arbeitgeber bei arbeitspsychologischen Fragen beraten. Daneben thematisieren die Bildschirmarbeitsverordnung (BildscharbV), die Arbeitsstättenverordnung (ArbStättV) und die Maschinenverordnung die psychischen Belastungen. Zusätzlich fordert die DGUV Vorschrift 2 die Unterstützung des Arbeitgebers im Rahmen der betriebsspezifischen Betreuung bei der Gestaltung von betrieblichen Programmen, Strategien und Kampagnen zur Bewältigung psychischer Probleme.

Trotz der zahlreichen gesetzlichen Elemente zur Förderung der psychischen Gesundheit, blieben die Effekte bisher eher gering. Aktuell wird ein neues Präventionsgesetzt diskutiert, dass einen Schwerpunkt auf die Förderung psychischen Gesundheit legt. Daneben werden die Bestrebungen der Gemeinsamen Deutschen Arbeitsschutzstrategie (GDA) im Arbeitsprogramm von 2013-2018 ebenfalls verstärkt auf die psychischen Erkrankungen ausgerichtet. Im Arbeitsschwerpunkt „Schutz und Stärkung der Gesundheit bei arbeitsbedingter psychischer Belastung" geht es um die Sensibilisierung zum Thema psychische Belastungen am Arbeitsplatz durch Informations- und Motivationskampagnen, um die Verminderung der Belastungen und um die frühzeitige Erkennung von Gefährdungen.

Zentral ist das aktive Zusammenwirken aller Akteure. Hierbei geht es neben den Betrieben um die stärkere Zusammenarbeit des Arbeits- und Gesundheitsschutzes durch die Berufsgenossenschaften und der Deutschen gesetzlichen Unfallversicherung mit der Gewerbeaufsicht der Länder und den Sozialpartnern der Krankenkassen (Geschäftsstelle der Nationalen Arbeitsschutzkonferenz). Dies verleiht auch der Betrieblichen Gesundheitsförderung der Krankenkassen mehr Gewicht.

5.2 Rahmenbedingungen für die Betriebliche Gesundheitsförderung

Die Betriebliche Gesundheitsförderung ist seit der Ottawa Charta von 1986 und der Luxemburger Deklaration von 1997 ein wichtiges Element im Setting-Ansatz. In Deutschland sind die Krankenkassen nach § 20 und 20a des 5. Sozialgesetzbuches verpflichtet Leistungen Gesundheitsförderung in Betrieben zu erbringen um Vorschläge zur Verbesserung der gesundheitlichen Situation sowie zur Stärkung der gesundheitlichen Ressourcen und Fähigkeiten zu entwickeln und deren Umsetzung zu unterstützen. Für die Betriebliche Gesundheitsförderung bedeutet dies, dass sie als Bestandteil betrieblicher Gesundheitsmanagementsysteme zahlreiche Präventionsmöglichkeiten psychischer Erkrankungen entwickelt und umsetzt.

Der Begriff des „Betrieblichen Gesundheitsmanagements" wird in der Literatur über verschiedene Ansätze definiert. Das Deutsche Institut für Normung (DIN) beschreibt Betriebliches Gesundheitsmanagement als „die systematische sowie nachhaltige Schaffung und Gestaltung von gesundheitsförderlichen Strukturen und Prozessen einschließlich der Befähigung der Organisationsmitglieder zu einem eigenverantwortlichen gesundheitsbewussten Verhalten". Betriebliches Gesundheitsmanagement versteht sich als die Abstimmung und Verzahnung aller gesundheitsbezogenen betrieblichen Bereiche – also Arbeits- und Gesundheitsschutz, Gesundheitsförderung, Personalentwicklung und betriebliches Eingliederungsmanagement (BEM) – innerhalb eines Unternehmens. Betriebliche Gesundheitsförderung ist demnach Teil eines ganzheitlichen betrieblichen Gesundheitsmanagements, welches als weitere Kernelemente den gesetzlich verpflichtenden Arbeits- und Gesundheitsschutz (ArbSchG, ASiG), das ebenfalls für den Arbeitgeber verpflichtende – für Beschäftigte freiwillige – betriebliche Eingliederungsmanagement nach § 84 Abs. 2 SGB IX sowie ein integriertes Human-Ressource-Management (Einbettung von Gesundheit und Leistung als Querschnittsaufgabe in alle Leitungsfunktionen) umfasst (Oppolzer, 2010, S. 128-133). Betriebliches Gesundheitsmanagement versteht sich also als die Entwicklung integrierter betrieblicher Strukturen und Prozesse, die die gesundheitsförderliche Gestaltung von Arbeit, Organisation und dem Verhalten am Arbeitsplatz zum Ziel haben und den Beschäftigten wie dem Unternehmen gleichermaßen zu Gute kommen (Badura, 2010). Betriebliche Gesundheitsförderung ist demnach ein Teilelement eines ganzheitlichen betrieblichen Gesundheitsmanagements und besitzt zahlreiche Berührungspunkte und Schnittmengen mit den übrigen Elementen des betrieblichen Gesundheitsmanagements. So können die Leistungen der Krankenkassen zur betrieblichen Gesundheitsförderung die Umsetzung der gesetzlichen Verpflichtungen des Arbeitsschutzes im Unternehmen unterstützen.

Eine weitere Verknüpfungsmöglichkeit besteht bei der Umsetzung der in § 3 Abs. 2 des ArbSchG normierten Verpflichtung des Arbeitgebers, Maßnahmen des Arbeitsschutzes bei allen Tätigkeiten zu berücksichtigen und in die betrieblichen Führungsstrukturen zu integrieren. In den hierfür notwendigen Qualifizierungen ist es sinnvoll, Themen des Arbeitsschutzes auf der einen und der betrieblichen Gesundheitsförderung auf der anderen Seite in Form integrierter Konzepte zu vermitteln.

Führungskräfte prägen durch ihr Verhalten und ihr Vorbild maßgeblich die betrieblichen Umgangsweisen mit arbeitsbedingten Gesundheitsgefahren und das generelle Klima des sozialen Miteinanders im Betrieb und stehen somit in besonderer Verantwortung bezüglich der psychischen Belastungen. Außer zu Themen des Arbeits- und Gesundheitsschutzes können Führungskräfteschulungen nach § 3 Abs. 2 ArbSchG daher auch zu Themen einer „gesundheitsgerechten Mitarbeiterführung" qualifizieren. Eine weitere Verzahnungsmöglichkeit der betrieblichen Gesundheitsförderung besteht mit dem betrieblichen Eingliederungsmanagement nach § 84 Abs. 2 SGB IX. Die Erkenntnisse aus Fallauswertungen des betrieblichen Eingliederungsmanagements können dem Steuerungsgremium für die betriebliche Gesundheitsförderung wichtige Anhaltspunkte für die Planung gesundheitsfördernder Maßnahmen im Betrieb liefern.

6 Betriebliche Gesundheitsförderung für die psychische Gesundheit

Ziel der Betrieblichen Gesundheitsförderung ist es, Gesundheit, Wohlbefinden und die Entwicklung der Persönlichkeit zu fördern, indem sie verhältnispräventiv auf die Gestaltung der Arbeit einwirkt und gleichzeitig verhaltenspräventive Maßnahmen für die Beschäftigten initiiert. Im Fokus stehen ebenso die Reduzierung negativer Belastungsfaktoren, wie auch die Förderung der positiven Ressourcen (Oppolzer, S. 14).

Gesundheitstage, Fitnesschecks, Ernährungstipps, ergonomische Hilfestellungen und die klassische Rückenschule sind Elemente zwar Elemente der betrieblichen Gesundheitsförderung, doch entfalten einzeln betrachtet, nicht mehr den Anforderungen und dem modernen Verständnis der betrieblichen Gesundheitsförderung. Heute geht es darum, den Betrieb systemisch und ganzheitlich zu betrachten, denn alle Unternehmensbereiche und Entscheidungen haben Einfluss auf die physische und psychische Gesundheit der Mitarbeiter. Nur durch eine komplementäre Betrachtung der Arbeitsorganisation, der Arbeitsverhältnisse, der Arbeitsumgebung, des sozialen Gefüges im Betrieb und unter Einbeziehung verhaltenspräventiver Maßnahmen können nachhaltige Effekte erzielt werden, die über eine reine Sensibilisierung hinaus gehen. Dies erfordert interdisziplinäre Teams und Netzwerke (Sport, Ergonomie, Psychologie, Ökotrophologie, Soziologie). Erfolgreich und nachhaltig werden diese aber nur sein, wenn es gelingt die Prinzipien in die Unternehmenskultur zu integrieren und in den betrieblichen Strukturen dauerhaft zu verankern.

6.1 Architektur einer ganzheitlichen Betrieblichen Gesundheitsförderung

Basis eines BGM ist die Erfüllung der gesetzlichen Arbeitsschutzauflagen. Idealerweise besteht bereits Integrierte Gefährdungsbeurteilung, die auch die psychischen Belastungen berücksichtigt (z. B. Hamburger Modell). Hierzu gehört eine umfassende Präventionsstrategie, die das Commitment aller betrieblichen Ebenen, von den Mitarbeitern über die Führungskräfte bis zur Geschäftsführung genießt. Die Maßnahmen müssen ebenso auf der organisatorischen – Verhältnis –, wie auf der individuellen – Verhalten – Basis ansetzen und die jeweiligen betriebsspezifischen Besonderheiten berücksichtigen.

Grundsätzlich ist dem Regelkreis (Plan-Do-Check-Act, Abbildung 4) in vier Kernprozessen zu folgen (Zentrum für wissenschaftliche Weiterbildung, 2009). D. h. zu Beginn jedes BGM steht die Initiierung eines Steuerungskreises z. B. Gesundheitsausschuss. Hierzu gehören Vertreter der Geschäftsführung, der Personalvertretung, Experten für das Thema sowie ein Moderator. Das Gremium muss Handlungs- und Entscheidungsfähig sein und sollte sich regelmäßig treffen um den aktuellen Stand im Unternehmen und das weitere Vorgehen zu besprechen.

Ist-Analyse: Es werden Gesundheitszustand der Beschäftigten und die Arbeits- und Organisationsbedingungen ermittelt. Hierzu können verschiedene Analyseformen genutzt werden. Arbeitsplatzsituationsanalysen, Gesundheitszirkel, Mitarbeiterbefragungen, Altersstrukturanalysen, Gefährdungsbeurteilungen, Arbeitsunfähigkeitsdaten, Gesundheitsberich-

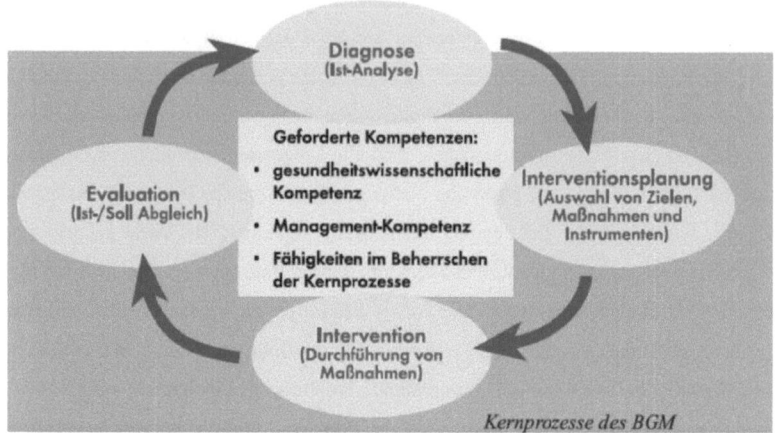

Kernprozesse des BGM

te liefern wertvolle Daten und Erkenntnisse. In Absprache mit dem Gesundheitsausschuss folgen Planungen und Umsetzungsmaßnahmen mit der Festsetzung von Zielen und Verantwortlichkeiten. Parallel sollte eine Evaluation initiiert werden, die mögliche Effekte bewerten kann. Wichtig dabei ist die aktive Partizipation der Beschäftigten.

Interventionsplanung und Interventionsdurchführung: Die Maßnahmen müssen an den Optimierungsbedarfen und Defiziten orientieren. Auch wenn es branchen- oder betriebsgrößenspezifische Handlungsoptionen gibt, hat jedes Unternehmen seinen ganz eigenen Handlungsbedarf. Dieser muss zwingend bei der Planung der Maßnahmen und des weiteren Vorgehens berücksichtigt werden. Für die Umsetzung ist auch entscheidend Zuständigkeiten, Fristen und ein Dokumentationssystem zu definieren. Als Interventionsmöglichkeiten stehen zahlreiche und vielfältige Möglichkeiten zur Verfügung, die Einfluss auf die psychischen Belastungen haben bzw. die Ressourcen zum Umgang mit diesen fördern, u. a.:

Verhaltensorientiert:

- Führungskräfteseminare – Gute Führung, gesundheitsgerechte Mitarbeiterführung
- Moderierte Gesundheitszirkel
- Konfliktmanagement, Kommunikation, Mobbing
- Umgang mit Stress für Mitarbeiter und Führungskräfte
- Unternehmensleitlinien „Sicherheit und Gesundheit"

- Sensibilisierung durch Beratung und Informationsmaterialien, Gesundheitstage, Betriebliches Intranetportal zu BGF, speziell zu psychischen Belastungen
- Resilienz
- Teamentwicklung, Zeitmanagement
- Sucht
- Bewegung, Entspannung, Ernährung

Verhältnisorientiert:

- Arbeitsorganisation, Arbeitszeitgestaltung, Gestaltung der Abläufe, Einsatzpläne
- Arbeitsumgebung: Arbeitsplatzbegehung mit optimierenden Maßnahmen
- Ergonomische Verbesserungen
- Gefährdungsbeurteilung psychischer Belastungen

Evaluation / Ist-Soll Abgleich: Nach Durchführung sollten die Effekte gemessen und bewertet werden, um dann weitergehende Maßnahmen zu planen. Es ist wichtig, dieses System zu etablieren und in Strukturen des Tagesgeschäftes zu integrieren. Damit dies gelingen kann sind folgende Merkmale wichtig:

Die Etablierung eines nachhaltigen Gesundheitsmanagementsystems setzt auf Seiten der Organisation folgendes voraus (Badura, 2003):

- Aufbau einer Organisationskultur
- Gesundheitsbezogene Kennzahlen müssen regelmäßig ermittelt, analysiert, bewertet, dokumentiert und kommuniziert werden
- Festlegung und Dokumentation messbarer Ziele für das BGM auf Basis vorhandener Daten
- Festlegung, Planung, Durchführung, Bewertung und Dokumentation gesundheitsförderlicher Projekte und Maßnahmen zur Zielerreichung
- Gesetzliche Anforderungen, die die Arbeitsbedingungen und die Gesundheit der Mitarbeiter betreffen müssen umgesetzt und nachgewiesen werden
- Die Beteiligung der Arbeitnehmervertretung und der Beschäftigten im Rahmen der gesetzlichen Vorgaben muss nachgewiesen sein.

6.2 Hemmnisse der Betrieblichen Gesundheitsförderung

Während große Konzerne meist über ein eigenes Betriebliches Gesundheitsmanagement verfügen und Personal dafür abstellen, tun sich kleine und mittlere Unternehmen (KMU) sowie kleine und kleinste Unternehmen (KKU) deutlich schwerer bei der Umsetzung gesundheitsförderlicher Maßnahmen. Häufig mangelt es sogar an der Durchführung der gesetzlichen Auflagen (Schempp, S. 71 ff.). Ein wichtiger Ansatzpunkt, um die Hemmnisse zu überwinden, ist das Wissen darüber.

Die Einführung einer nachhaltigen betrieblichen Gesundheitsförderung erfordert nicht nur das Commitment des gesamten Betriebes, sondern auch personellen und finanziellen Einsatz. Obwohl mittlerweile in zahlreichen Studien (Kramer, 2008) positive Werte für den Return of Prevention (RoP) nachgewiesen wurden, ist es nicht einfach die Wirkungen zu messen. Meist sind die Effekte und Ergebnisse langfristiger Natur, die nicht nach einem oder zwei Jahren monetär nachgewiesen werden können. Hierin besteht ein Haupthindernis für die Implementierung eines BGM, denn nach Meinung der Unternehmensführungen fehlen die Ressourcen für die Einführung eines BGM (Bechmann, S. 18). Dies gaben 56% einer Betriebsbefragung zu Anreizen und Hemmnissen für BGM aus dem Jahr 2009[5] an. Mit 61% gaben die meisten Unternehmen an, dass es auf Grund des Tagesgeschäftes nicht gelänge ein BGM einzuführen. Weitere Gründe sind das fehlende Wissen über die Umsetzung oder externe Anbieter und Dienstleister oder es fehlte das persönliche Engagement im Betrieb und die Motivation der Beschäftigten.

Für die Umsetzung würden den Unternehmen vor allem gute Beispiele aus der Region helfen, es wären mehr Informationen über Nutzen und Vorteile notwendig und eine persönliche Unterstützung durch Berufsgenossenschaften und Krankenkassen. Für viele wäre auch die Zusammenarbeit in einem Netzwerk wünschenswert (Bechmann, S. 19).

Die Erfahrung zeigt allerdings, dass erst im Betrieb der Bedarf erkannt werden muss, damit die zahlreichen Angebote durch Krankenkassen, Berufsgenossenschaften oder andere Anbieter ernsthaft aufgegriffen und angepackt werden.

7 Fazit und Ausblick

Die Psychischen Erkrankungen nehmen seit den 1990er Jahren kontinuierlich zu und liegen bereits auf dem dritten Rang unter den Diagnosegruppen. Damit haben sich die psychischen Erkrankungen zu einem Volksleiden entwickelt, das gravierende gesellschaftliche und monetäre Folgen für die Betroffenen und ihre Angehörigen, die Wirtschaft und die Unternehmen sowie die Sozialsysteme mit sich bringt. Schätzungen gehen von einer weite-

---

[5] TNS Infratest Sozialforschung, München – 500 befragte Betriebe zwischen 50 und 499 Beschäftigten.

ren Zunahme aus. Die Daten machen charakteristische Eigenschaften der Psychischen Erkrankungen deutlich. Frauen sind häufiger betroffen als Männer, sie treten vermehrt in der Dienstleistungsbranche auf und sie gehören zu den Erkrankungen mit den längsten Krankheitsverläufen einhergehen. Die Erkrankungsauslöser sind multikausal, multifaktoriell und weisen individuell sehr differenzierte Ausprägungen auf. Die Ursachen werden im Wandel der Gesellschaft und der Arbeitswelt gesehen.

Öffentlichkeit, Politik und Wissenschaft haben die Bedeutung dieser Entwicklung, die Gefahren und den Handlungsbedarf erkannt. Die Prävention und die Förderung psychischer Gesundheit nehmen einen immer höheren Stellenwert ein. Das Setting „Betrieb" bietet großes Potential für die Prävention psychischer Erkrankungen. Neben der gesetzlich verankerten Gefährdungsbeurteilung bietet die Betriebliche Gesundheitsförderung Konzepte und Methoden, die psychische Gesundheit verhaltens- und verhältnisorientiert zu fördern.

Während große Konzerne in der Regel über ein eigenes Gesundheitsmanagementsystem verfügen, die sich auch um die Problematik der psychischen Erkrankungen kümmern, mangelt es daran in KMU in erheblichem Maße (Bödecker, 2008, S. 9). Es muss gelingen auch die KMU zu erreichen und dabei zielgruppenspezifische Analysen und Maßnahmen durchzuführen. Ein Weg für die Kleinunternehmen könnte in der Vernetzung mit benachbarten Kooperationspartnern Vernetzungen zur Umsetzung eines gemeinsamen Gesundheitsmanagements sein. Ein wichtiger Schritt zu einer weiteren Verbreitung der Akzeptanz und der Umsetzung Betrieblicher Gesundheitsförderung ist die politisch gewünschte und mit der GDA bereits initiierte enge Zusammenarbeit der Arbeits- und Gesundheitsschutzakteure. Besonders zwischen Berufsgenossenschaften und Krankenkassen existieren ideale Verknüpfungspunkte. Eine qualitativ, hochwertig durchgeführte Gefährdungsbeurteilung mit Berücksichtigung der psychischen Belastungen, stellt eine hervorragende Basis dar, auf der die Krankenkasse die Betriebliche Gesundheitsförderung platzieren kann. In der Kombination beider Akteure, und der Einbindung weiterer regionaler Anbieter, liegt eine Chance, ein nachhaltiges und dauerhaft wirksames BGM auch für Betriebe attraktiv zu machen, die momentan weder das Know-How, noch die zeitlichen und finanziellen Ressourcen haben. In diesem Sinne sind die Bemühungen der GDA, sowie die Politischen Aktivitäten in Richtung eines Präventionsgesetzes und einer Stressverordnung sehr zu begrüßen. Nach Meinung des Autors, kommt es darauf an, dass die Betriebe ihren „dringenden" Bedarf an gesundheitsförderlichen Maßnahmen selbst bemerken, bevor es zu spät ist. Denn erst wenn es weh tut, geht man zum Arzt. Die berufliche Praxis zeigt, dass es immer mehr Betriebe sind, die wissen, dass sie etwas tun müssen. Im Zuge des demografischen Wandel kommt dem Erhalt der Beschäftigungsfähigkeit eine immer bedeutendere Rolle zu. Vielleicht gehört ein qualitativ hochwertiges BGM in einigen Jahren ebenso zum selbstverständlichen Unternehmensstandard, wie die Personalabteilung oder das Controlling.

8 Literaturverzeichnis

DIN 10075-1 (2000). Berlin: Beuth.

Antônôvsqî, A., & Franke, A. (1997). Salutogenese: Zur Entmystifizierung der Gesundheit. Forum für Verhaltenstherapie und psychosoziale Praxis: Vol. 36. Tübingen: DGVT-Verl.

Badura, B. (Ed.). (2010). *Fehlzeiten-Report: Vol. 2009. Arbeit und Psyche: Belastungen reduzieren - Wohlbefinden fördern.* Berlin [u.a.]: Springer.

Badura, B., & Abeler, J. (2013). *Verdammt zum Erfolg - die süchtige Arbeitsgesellschaft? Fehlzeiten-Report: Vol. 2013.* Berlin: Springer.

Badura, B., & Achilles, F. (2012). *Gesundheit in der flexiblen Arbeitswelt: Chancen nutzen - Risiken minimieren ; Zahlen Daten Analysen aus allen Branchen der Wirtschaft. Fehlzeiten-Report: Vol. 2012.* Berlin [u.a.]: Springer.

Badura, B., Hehlmann, T., & Baumeister, A. (2003). *Betriebliche Gesundheitspolitik: Der Weg zur gesunden Organisation ; mit 21 Tabellen.* Berlin [u.a.]: Springer.

Bamberger, E., Keller, M., Wohler, C., & Zeh, A. (2012). *BGW-Stresskonzept - Das arbeitspsychologische Stressmodell.* Retrieved from http://www.bgw-online.de/internet/generator/Inhalt/OnlineInhalt/Medientypen/bgw_20forschung/EP-SKM1_Stresskonzept_Das_arbeitspsychologische_Stressmodell,property=pdfDownload.pdf

Bechmann, S., Jäckle, R., Lück, P., & Herdegen, R. (2011). *Motive und Hemmnisse für Betriebliches Gesundheitsmanagement (BGM): Umfrage und Empfehlungen* (iga.Report No. 20). Berlin, Essen.

Bengel, J., Strittmatter, R., & Willmann, H. (1998). *Was erhält Menschen gesund?: Antonovskys Modell der Salutogenese - Diskussionsstand und Stellenwert ; eine Expertise. Forschung und Praxis der Gesundheitsförderung: Vol. 6.* Köln: Bundeszentrale für Gesundheitliche Aufklärung.

Bertelsmann, H. (2013). *Einführung in die Gesundheitswissenschaften: Theorien und Handlungsfelder einer multidisziplinären Wissenschaft. 1. Studientext des Weiterbildenden Fernstudiengangs Master of Health Administration. Studientext: Vol. 1.* Bielefeld.

Berufsgenossenschaft Handel und Warendistribution. (2011). *Handbuch Psychische Belastung am Arbeitsplatz.*

Bödecker, Wolfgang; Hüsing, Tobias (2008). *IGA-Barometer 2. Welle. Einschätzungen der Erwerbsbevölkerung zum Stellenwert der Arbeit, zur Verbreitung und Akzeptanz von betrieblicher Prävention und zur krankheitsbedingten Beeinträchtigung der Arbeit – 2007.* IGA-Report 12. BKK Bundesverband, Essen.

Bödecker, Wolfgang; Kliner, Karin; Richter, Christine; Wilhelmi, Susanne; Viehweg, Daniel (2012). BKK Gesundheitsreport 2012. Essen.

Böhm, K., & Cordes, M. (2010). Kosten psychischer Erkrankungen im Vergleich zu anderen Erkrankungen. In B. Badura (Ed.), *Fehlzeiten-Report: Vol. 2009. Arbeit und Psyche. Belastungen reduzieren - Wohlbefinden fördern* (pp. 51–60). Berlin [u.a.]: Springer.

Breucker, G., Sochert, R., Mißler, M., & Siebeneich, A. (2012). *Kein Stress mit dem Stress: Lösungen und Tipps für Führungskräfte und Unternehmen. Mit vielen Arbeitshilfen und Praxisbeispielen.* Essen.

Deutschland; Bundesanstalt für Arbeitsschutz und Arbeitsmedizin. (2012). *Sicherheit und Gesundheit bei der Arbeit 2011: Unfallverhütungsbericht Arbeit* (Stand: Dezember 2012). Berlin: Bundesministerium für Arbeit und Soziales.

Geschäftsstelle der Nationalen Arbeitsschutzkonferenz. (2012). *Leitlinie Psychische Belastung: Beratung und Überwachung bei psychischer Belastung am Arbeitsplatz.* Gemeinsame Deutsche Arbeitsschutzstrategie.

Joiko, K. (2008). *Psychische Belastung und Beanspruchung im Berufsleben: Erkennen - Gestalten* (4., Aufl.). Dortmund: Bundesanst. für Arbeitsschutz und Arbeitsmedizin.

K. Heyde, K. Macco. Krankheitsbedingte Fehlzeiten aufgrund psychischer Erkrankungen - Eine Analyse der AOK-Arbeitsunfähigkeitsdaten des Jahres 2008. In *Badura; Schröder; Klose; Macco (2010): Fehlzeiten Report 2009. Arbeit und Psyche: Belastungen reduzieren - Wohlbefinden fördern* (pp. 31–40).

Kordt, M. (2013). *Gesundheitsreport 2013: Analyse der Arbeitsunfähigkeitsdaten. Update psychische Erkrankungen - Sind wir heute anders krank?*

Kramer, I. & Bödecker, W. (2008). *Return on Investment im Kontext der betrieblichen Gesundheitsförderung und Prävention: Die Berechnung des prospektiven Return on Investment: eine Analyse von ökonomischen Modellen.*

Lohmann-Haislah, A. *Stressreport Deutschland 2012 - Psychische Anforderungen, Ressourcen und Befinden.*

Oppolzer, A. Psychische Belastungsrisiken aus Sicht der Arbeitswissenschaft und Ansätze für die Prävention. In *Badura; Schröder; Klose; Macco (2010): Fehlzeiten Report 2009. Arbeit und Psyche: Belastungen reduzieren - Wohlbefinden fördern* (pp. 13–22).

Oppolzer, A. (2010). *Gesundheitsmanagement im Betrieb.: Integration und Koordination menschengerechter Gestaltung der Arbeit*. Hamburg: VSA.

Richter, G. (2000). *"Psychische Belastung und Beanspruchung": Stress, psychische Ermüdung, Monotonie, psychische Sättigung.*

Schempp, N., Jung, C., Seidel, J., & Strippel, H. (2012). *Präventionsbericht 2012: Leistungen der gesetzlichen Krankenversicherung: Primärprävention und betriebliche Gesundheitsförderung-. Berichtsjahr 2011.*

Schneider, W. (2010). Die Bedeutung psychischer und psychosomatischer Erkrankungen für die berufliche Leistungsfähigkeit. In M. Kastner (Ed.), *Leistungs- und Gesundheitsmanagement. Psychische Belastung und Altern inhaltliche und ökonomische Evaluation ; Tagungsband zum 8. Dortmunder Personalforum* (pp. 34–49). Lengerich [u.a.]: Pabst Science Publ.

Siegrist, J. (2013). Männer in der Arbeitswelt: Auswirkungen auf die psychische Gesundheit. In L. Weißbach & M. Stiehler (Eds.), *Männergesundheitsbericht 2013. Im Fokus: Psychische Gesundheit* (1st ed., pp. 141–157). Bern: Huber.

Weber, A. (2007). *Psychosoziale Gesundheit im Beruf: Mensch Arbeitswelt Gesellschaft* (1. Aufl). Stuttgart: Gentner.

Weißbach, L., & Stiehler, M. (Eds.). (2013). *Männergesundheitsbericht 2013: Im Fokus: Psychische Gesundheit* (1. Aufl). Bern: Huber.

Wilhelmi, S. (2012). Langzeiterkrankungen und psychische Erkrankungen weiter auf dem Vormarsch: BKK Krankenstandsauswertung 2011. *Die BKK - Zeitschrift für Betriebliche Krankenversicherung*, pp. 426–428.